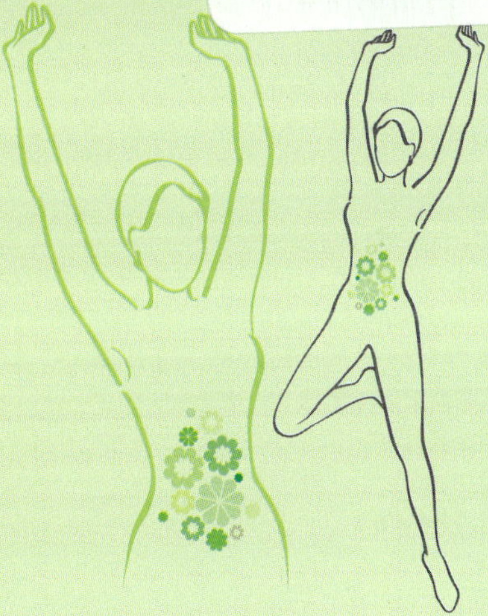

Direction de la publication :
Isabelle Jeuge-Maynart et Ghislaine Stora
Direction éditoriale : Aurélie Starckmann
Responsable d'édition : Thierry Olivaux
Mise en pages : Nord Compo, Villeneuve-d'Ascq
Illustrations : Shutterstock
Couverture : Véronique Laporte
Fabrication : Ombeline Canaud

ISBN 978-2-03-597128-9

Photogravure : Nord Compo
Imprimé en Espagne, par UNIGRAF SL
Dépôt légal : avril 2019
323119/04 – 110500784 – avril 2022

PAPIER À BASE DE FIBRES CERTIFIÉES

LAROUSSE s'engage pour l'environnement en réduisant l'empreinte carbone de ses livres. Celle de cet exemplaire est de : 250 g éq. CO_2
Rendez-vous sur www.larousse-durable.fr

LES MINI LAROUSSE

Les 50 règles d'or pour des intestins en forme

Hélène Comlan

LAROUSSE

21 rue du Montparnasse 75283 Paris Cedex 06

Comprenez votre intestin

Soignez votre intestin

Complémentez votre intestin

Nettoyez votre organisme

L'assiette pour un intestin en forme

Détendez-vous

Bougez !

Veillez à avoir une bonne digestion

La digestion ne se résume pas à ce qui se passe dans l'estomac. Son processus complexe transforme les aliments en nutriments afin que les intestins les assimilent.

L'IMPORTANCE DE LA MASTICATION

La première étape de la digestion se fait lorsque l'on commence à mâcher. La bouche constitue en effet le début de l'appareil digestif. Des processus chimiques se mettent en place pour entreprendre la digestion de certaines graisses et de certains sucres tels que l'amidon. Ce sucre se trouve dans les céréales sous toutes les formes. Si vous consommez du pain à chaque repas, veillez à ne pas l'engloutir ! Prenez le temps de **mâcher**, de **saliver** et d'**avaler lentement**, pour que les aliments soient transformés en bouillie et que la digestion de l'amidon s'amorce dans la bouche.

UNE DIGESTION PAS TROP LONGUE

Une bonne digestion ne doit pas demander trop d'énergie. Trop longue, elle risque de vous imposer une petite sieste après le repas. Sa durée va dépendre essentiellement de la composition de votre assiette, mais aussi de la quantité et de la façon dont les aliments ont été cuisinés. Il est évident qu'une assiette composée d'une entrecôte, de frites et de mayonnaise est beaucoup moins digeste qu'un plat de légumes verts accompagnés d'un filet de viande blanche ! Les frites, qui ont cuit dans l'huile, nécessitent beaucoup plus de temps et d'efforts pour être digérées, sans parler de l'association de glucides et de protéines trop complexes pour les digestions fragiles et compliquées. **Privilégiez les cuissons douces** comme celles à la vapeur ou à l'étouffée et faites plusieurs petits repas plutôt que de dévorer un festin.

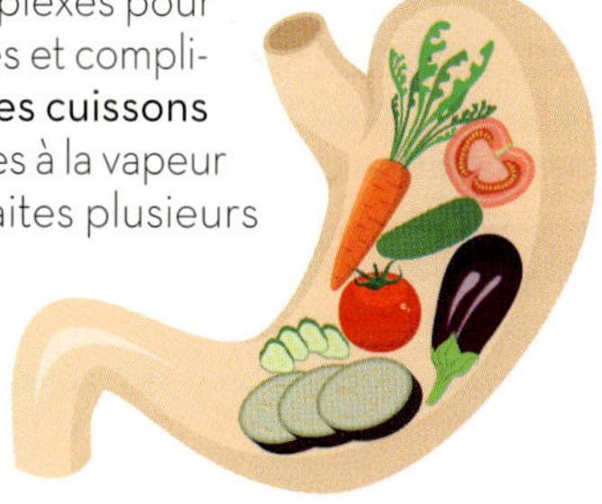

RÈGLE 2

Prenez soin de votre microbiote intestinal

Encore appelé jusqu'à récemment « flore intestinale », le microbiote désigne l'ensemble des micro-organismes qui vivent dans le tube digestif.

QU'EST-CE QUI DÉSÉQUILIBRE LE MICROBIOTE ?

Composé de bactéries, de virus et de champignons qui nous veulent du bien, le microbiote est fragile. Une contrariété, la prise d'antibiotiques, le sport pratiqué de façon intensive, les polluants, l'alcool, une alimentation essentiellement transformée… et **cet écosystème peut très vite se dérégler** et altérer la muqueuse intestinale qui ne peut alors plus remplir ses fonctions. Les conséquences sur la santé peuvent être importantes. Transit perturbé, entraînant des épisodes de constipation ou de diarrhées, baisse des défenses immunitaires, prise de poids, développement de maladies inflammatoires chroniques… Protégez votre microbiote intestinal et tout votre corps vous en remerciera.

LES ALIMENTS À PRIVILÉGIER

- Les légumes verts et tous les autres légumes.
- Les jus de légumes.
- Les fruits : la pomme, le raisin, la banane, la mangue. Les compotes de fruits et les fruits cuits.
- Les tubercules : la patate douce, le topinambour, l'igname, le manioc.
- Les viandes blanches.
- Les poissons gras tels que le saumon, la sardine, le maquereau.
- Les céréales complètes et semi-complètes.
- Les huiles vierges de première pression à froid, riche en oméga-3.

LES ALIMENTS À ÉVITER

- Ne consommez pas trop de crudités et de fruits.
- Diminuez les féculents et le sucre en général.
- La charcuterie et la viande rouge provoquent des fermentations intestinales.
- Les sodas et les boissons gazeuses.
- Le lait et les produits laitiers riches en lactose.
- Les chewing-gums et les gommes à mâcher.
- L'alcool.

Fermentations et putréfactions intestinales

Une alimentation non adaptée est souvent source de résidus alimentaires dans le côlon, ce qui entraîne des fermentations et des putréfactions intestinales.

ÉVITEZ LES FERMENTATIONS

Lorsque les résidus de sucre et de cellulose arrivent dans l'intestin, ils doivent encore être dégradés. Certaines bactéries prennent en charge cette transformation, appelée « fermentation », en libérant un mélange gazeux **responsable de flatulences**, souvent peu odorantes. Supprimez de votre régime alimentaire les aliments qui fermentent tels que les choux, la viande rouge, les produits laitiers, les sucreries ainsi que les aliments à base de levure.

ÉVITEZ LES PUTRÉFACTIONS

Les putréfactions intestinales ont lieu lorsque des résidus alimentaires protéinés doivent être éliminés de l'organisme. Des bactéries agissent alors pour les évacuer dans les urines et dans les selles, contribuant ainsi à leur forte odeur. Les putréfactions, plus rares que les fermentations, sont reconnaissables à leur odeur d'œuf pourri. Ce phénomène provient en général de protéines alimentaires non digérées. **Réduisez votre consommation de viande rouge** et préférez des protéines de volaille ou de poisson plus faciles à assimiler.

LES PLANTES « CARMINATIVES »

Utilisez les merveilleuses vertus des plantes pour soutenir la digestion et éviter ces désagréments. Les plantes dites « carminatives » favorisent l'élimination et **évitent la production de gaz**. Après chaque repas, buvez une tisane à base de graines de fenouil, de gingembre, de cardamome, de basilic, de cumin, de carvi ou encore de menthe poivrée.

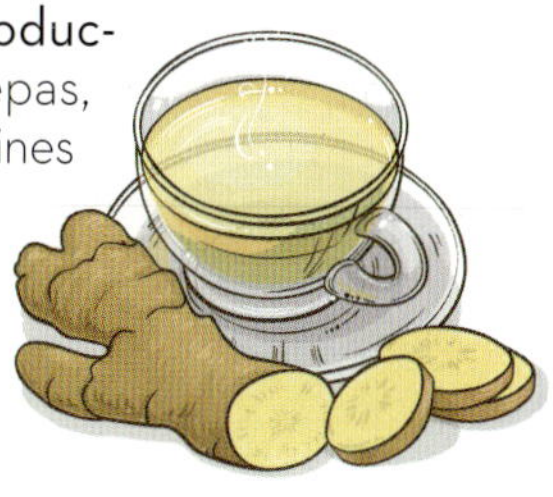

Limitez l'usage des antibiotiques

Les médicaments, et en particulier les antibiotiques, ne font pas bon ménage avec notre microbiote. Ils détruisent tout sur leur passage !

LES ANTIBIOTIQUES, AMIS ET ENNEMIS

Les antibiotiques sont élaborés pour combattre les bactéries. Une surconsommation entraîne toutefois des mécanismes de défense qui rendent celles-ci plus résistantes. Certaines bactéries amies de notre flore sont aussi touchées. On estime qu'après un traitement antibiotique, un tiers de la flore disparaît.

Plus vous prenez d'antibiotiques, et moins votre flore est équilibrée au risque d'affaiblir vos défenses immunitaires.

SOIGNEZ VOTRE HYGIÈNE DE VIE

Faites une **cure de probiotiques** pour restaurer la flore et adoptez une alimentation pauvre en sucre. Rendez-vous page 38 pour plus d'informations sur les probiotiques.

Prenez le temps à table

Ne négligez pas la pause déjeuner, elle est aussi importante que la qualité des aliments choisis.

LA PAUSE REPAS IDÉALE

- Elle doit durer au moins 20 minutes.
- Prenez le temps de vous asseoir.
- Mangez avec des couverts ou des baguettes.
- Ne prenez pas votre repas en regardant la télévision ou en lisant le journal.
- Prêtez attention à votre assiette : à la texture des aliments, leurs saveurs. Mangez en conscience.
- Mâchez, mâchez et mâchez encore.

QUATRE ASTUCES POUR MANGER MOINS VITE

- Mangez en famille ou avec des amis.
- Essayez de mâcher au moins 25 fois chaque bouchée.
- Remplacez votre grande assiette par une petite assiette creuse, sans diminuer vos portions.
- N'utilisez pas de grosse cuillère pour manger. Piquez les aliments avec une fourchette.

Chouchoutez votre immunité

Notre intestin grêle est un organe clé de l'immunité ! Il recèle de nombreux amas de cellules immunitaires appelés « plaques de Peyer ». Pas d'immunité sans un intestin en bonne santé !

DE L'INTESTIN À L'IMMUNITÉ

Certaines pathologies comme les allergies alimentaires, l'eczéma ou les maladies inflammatoires de l'intestin (maladie de Crohn, par exemple) sont dues en partie à un dérèglement du système immunitaire au niveau de l'intestin. En outre, le microbiote joue un rôle de **barrière contre les potentiels agresseurs**. Les bonnes bactéries se fixent sur la paroi intestinale. Plus elles occupent d'espace, moins les mauvaises bactéries peuvent s'installer.

FAITES LE PLEIN DE VITAMINES

Pour activer la production des cellules immunitaires, adoptez une alimentation riche en vitamines

antioxydantes et, de préférence, **d'origine biologique**. Variez les apports. Sous forme de crudités, de fruits à croquer ou encore de jus de légumes, faites-vous plaisir !

GÉREZ VOTRE STRESS

De nombreuses études ont démontré que les personnes régulièrement stressées étaient plus sensibles aux agressions et tombaient plus facilement malades. Détendez-vous ! Pratiquez une **activité physique**, des **exercices de respiration**, de la **relaxation guidée**. Il existe de nombreuses applications sur smartphone qui proposent des séances de relaxation pour apprendre à gérer les petits soucis du quotidien. Faites-en bon usage !

LA VITAMINE D

Impliquée dans de nombreux processus physiologiques, la vitamine D est essentielle à l'immunité. Elle permet d'activer nos défenses. Pour éviter les carences, exposez-vous 15 minutes par jour au soleil et, en hiver, complémentez-vous.

Apportez des enzymes

On ne leur prête pas suffisamment d'attention. Les enzymes digestives jouent pourtant un rôle primordial dans le bon déroulement de la digestion.

LE RÔLE DES ENZYMES DIGESTIVES

Nous produisons différents types d'enzymes : l'amylase salivaire dans la bouche, les enzymes pancréatiques, les enzymes de l'estomac et les enzymes intestinales. Présentes tout au long du tube digestif, elles permettent de **décomposer les aliments en nutriments** afin de les absorber. Cependant, différents facteurs comme la fatigue, le stress, de mauvaises habitudes alimentaires peuvent diminuer leur sécrétion.

DES COMPLÉMENTS D'ENZYMES DIGESTIVES POUR QUI ?

- Les personnes qui mangent trop vite.
- Celles qui consomment moins de 50 % de cru dans leur alimentation.

- Celles qui ont une alimentation essentiellement transformée.
- Les personnes en surpoids ou à l'inverse trop maigres.
- Celles qui souffrent de problèmes digestifs et de maladies chroniques.

Il existe en pharmacie des compléments à base d'enzymes pour améliorer la digestion. Faites-en une cure. Faites-vous conseiller par votre médecin ou votre naturopathe. Il est bien sûr préférable de vous concentrer sur la source du problème et de modifier vos habitudes alimentaires.

UNE ALIMENTATION RICHE EN ENZYMES

Ce type d'alimentation fait souvent la une des magazines de santé, sous l'appellation « **alimentation vivante** ». On y retrouve :

- Les aliments crus ou cuits à moins de 100 °C. Les légumes, les oléagineux et les graines, les algues, le pollen, le miel.
- Certains fruits : le raisin, la figue, l'avocat, les dattes, la papaye, l'ananas, le kiwi, la mangue, la banane.
- Les huiles extravierges de première pression à froid.
- Les aliments fermentés. Les légumes fermentés, le miso, le kéfir, le kombucha, la choucroute, les pickles.

Traitez la constipation

Il est important d'aller quotidiennement à la selle. La constipation peut avoir des conséquences graves. Elle est souvent la première étape avant l'apparition d'hémorroïdes.

LES RÈGLES DE BASE

La première chose à faire est de **boire régulièrement**. Très souvent, nous ne buvons pas suffisamment d'eau dans la journée. Certes, les selles ont besoin de fibres pour se former, mais également d'eau. Chaque matin, au réveil, buvez 2 verres d'eau et prenez-en un 15 minutes avant chaque repas. Arrêtez également de consommer des aliments transformés et raffinés, car ils sont pauvres en fibres et en nutriments.

LE PSYLLIUM BLOND

Surnommé Ispagul, ou plantain des Indes, le psyllium est très **riche en mucilage**, une sorte de fibre. Il présente la particularité de réguler l'intestin tout en le nettoyant en douceur. Laissez-en gonfler 1 cuillerée à soupe quelques minutes dans un verre d'eau. Avalez la préparation. Augmentez éventuellement la dose. Le psyllium est en vente en pharmacie et en épicerie biologique.

LA CURE DE PRUNEAUX

Riches en fibres, les pruneaux contribuent au bon déroulement du transit intestinal. Chaque soir, faites tremper 3 pruneaux dans un petit bol d'eau tiède. Le lendemain matin, à jeun, mangez les pruneaux, puis buvez l'eau. Poursuivez cette cure 3 semaines. Cela fonctionne également avec des dattes et des figues séchées.

À SAVOIR

Pour stimuler l'intestin et plus particulièrement le transit, il est important de pratiquer une activité. Bougez ! Essayez d'introduire 30 minutes de sport journalier et, si vous n'avez vraiment pas le temps, allez au bureau à pied.

Évitez les gaz

De nature nerveuse ou alimentaire, les gaz et les ballonnements sont gênants et douloureux.

LES ALIMENTS À FAVORISER

- Les légumes verts et les légumes cuits en général.
- Les compotes de fruits et les fruits cuits.
- Les viandes blanches.
- Le quinoa et le riz brun.

LES ALIMENTS À ÉVITER

- Les crudités et les fruits crus.
- Les féculents et le sucre.
- Les oignons et les choux.
- La charcuterie et la viande rouge.
- Le lait et les produits laitiers.
- Le chewing-gum.
- L'alcool.

LA TISANE ANTIBALLONNEMENT

Pour une tasse, plongez 3 graines de fenouil et 3 de carvi 2 minutes dans l'eau bouillante. Laissez infuser 5 minutes. Filtrez. Buvez-en après chaque repas.

Arrêtez de fumer

L'impact du tabac sur les poumons est, on le sait, terrible. Sa nocivité envers la santé digestive et l'équilibre du microbiote n'est pas moindre !

LE KUDZU POUR SE SEVRER

Pas facile d'arrêter de fumer lorsqu'on le fait depuis longtemps. Nous ne sommes pas tous égaux face à l'addiction. Écoutez-vous, allez à votre rythme et faites-vous aider, éventuellement par la phytothérapie. Consommez de la racine de kudzu. Elle présente l'avantage de **diminuer les effets de manque** et empêche l'apparition des symptômes de sevrage.

APAISEZ LE SYSTÈME NERVEUX

Pour éviter d'être tendu et de vous transformer en dragon, associez le kudzu à la **valériane**. Choisissez-la en infusion, en gélule ou en teinture mère, son pouvoir apaisant vous aidera dans votre démarche.

Soignez la candidose

La candidose se développe lorsque le *Candida albicans*, champignon présent naturellement dans l'intestin, se propage en excès et déséquilibre le microbiote.

LE RÔLE DU SUCRE DANS LA CANDIDOSE

Le sucre est un véritable carburant pour les champignons dont il favorise la croissance. Pendant quelques mois, supprimez le sucre de votre alimentation afin d'arrêter de nourrir le champignon. Il ne s'agit pas uniquement du sucre ajouté. Ne consommez plus de fruits, de céréales raffinées telles que le riz blanc, ni de produits laitiers source de lactose, un sucre simple. Évitez aussi les aliments à base de levure, comme le pain, les gâteaux, les pizzas. **Privilégiez le pain au levain** et, dans vos gâteaux, utilisez de **la poudre à lever** plutôt que de la levure. Comme le sucre, les levures stimulent la croissance des champignons.

UNE CURE DE POLLEN

Riche en flavonoïdes, en vitamines et en minéraux, le pollen a de nombreuses vertus. Excellent nutriment pour le microbiote, il permet de rétablir l'équilibre de la flore. Consommez-en 1 à 2 cuillerées à soupe par jour. Attention, le pollen ne se fait surtout pas cuire.

L'EXTRAIT DE PÉPINS DE PAMPLEMOUSSE

L'extrait de pépins de pamplemousse est un **puissant antifongique** qui a démontré son efficacité pour combattre les bactéries et les champignons. Choisissez-le de préférence de qualité biologique, obtenu à partir de *Citrus paradisi*. Privilégiez les formes liquides en bouteille, plutôt que les ampoules ou les comprimés. Optez bien évidemment pour une formule sans alcool ni solvant. Contre la candidose, diluez 5 gouttes d'extrait dans un verre d'eau. Buvez entre les repas 3 fois par jour.

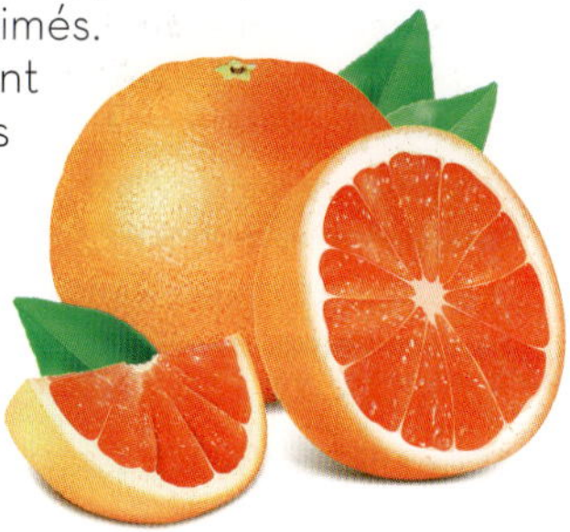

Traitez le syndrome de l'intestin irritable (SII)

Affection chronique de l'intestin, le SII associe divers symptômes, tels que des douleurs, des crampes, des épisodes alternant constipation et diarrhée.

SUPPRIMEZ LES AGRESSEURS DE LA MUQUEUSE

Comme souvent, la première des choses à faire est de revoir votre hygiène alimentaire. Supprimez les excitants, comme l'alcool, le café et le tabac. Faites de même avec le blé et le lactose qui attaquent aussi la muqueuse. Ne consommez pas trop de viande rouge, ni de charcuterie. Renoncez aux aliments frits. Préférez les cuissons douces. Ne consommez plus de plats industriels riches en additifs alimentaires. Proscrivez le chou et mangez peu de fruits et de céréales semi-complètes.

ÉVITEZ LES FODMAP

Les Fodmap sont des glucides qui fermentent facilement dans le côlon lorsqu'ils ne sont pas bien absorbés par l'organisme. Ils provoquent des ballonnements, des gaz et des douleurs abdominales caractéristiques du SII. On les retrouve dans certains fruits et légumes, dans les céréales telles que le blé, le seigle, le maïs, et donc le pain, mais aussi dans les produits laitiers riches en lactose et les plats préparés ou industriels. **Privilégiez des légumes et des fruits non fermentescibles**, des céréales comme le quinoa, le sarrasin ou le millet. Vous trouverez facilement de nombreuses listes exhaustives en libre accès sur Internet.

LES COMPLÉMENTS ESSENTIELS

Le **curcuma** est anti-inflammatoire et super-antioxydant. Préférez un extrait normalisé en curcuminoïdes à 95 % contenant de la bromélaïne ou de la pipérine pour une meilleure assimilation.

Les **probiotiques** ont aussi une action anti-inflammatoire et permettent de rééquilibrer le microbiote.

La **glutamine** répare et restaure l'intégrité de la muqueuse. Elle permet de réduire les symptômes liés au SII à prédominance diarrhéique.

Gérez la maladie cœliaque

La consommation de gluten, chez les malades cœliaques, déclenche une réaction auto-immune qui attaque les intestins et la muqueuse intestinale.

FAITES UN TEST

En ce moment, la tendance est au *no gluten* ! On le trouve à toutes les sauces. Cependant, nous n'y sommes pas tous intolérants. Les malades cœliaques ne représenteraient qu'une infime partie de la population. Supprimer le gluten de votre alimentation, alors que vous n'en avez pas besoin, risque de déclencher une allergie que vous n'aviez pas auparavant. Pour poser un diagnostic, seules une recherche d'anticorps spécifiques et une biopsie intestinale peuvent confirmer ou non la maladie.

SUPPRIMEZ LE GLUTEN

Les céréales contenant du gluten sont le blé, l'avoine, l'orge, le kamut, le seigle, l'épeautre et le petit épeautre. Méfiez-vous lorsque vous faites vos courses, il est aussi présent dans de nombreuses préparations industrielles !

LES CÉRÉALES SANS GLUTEN

De nombreuses céréales ne contiennent pas de gluten. Vous connaissez bien sûr le riz, le maïs et le quinoa, pourquoi ne pas essayer le millet, le sarrasin, le teff ou encore le fonio ? Ces céréales moins connues en France constituent une excellente source de nutriments et permettent de **varier les menus**. Manger des pâtes, du riz ou des pommes de terre à chaque repas n'est plus une fatalité.

À SAVOIR

Le blé est une céréale complètement modifiée. En un siècle, nous sommes passés de 7 chromosomes à 42. L'impact de cette modification sur la digestion et l'immunité est évidemment catastrophique. Nous devrions tous supprimer le blé moderne de notre alimentation. Si vous n'êtes pas intolérant au gluten, continuez à consommer des céréales qui en contiennent, mais **proscrivez le blé**.

Soulagez vos intestins grâce aux plantes

En curatif ou préventif, certaines plantes permettent d'apaiser les intestins. Elles ont une action complémentaire aux changements nutritionnels entrepris.

LES PLANTES POUR APAISER

Quelle que soit la forme sous laquelle vous les consommez (tisane, gélule, macérât glycériné ou huile essentielle), les plantes peuvent agir sur les intestins et toute la sphère digestive.

- Pour **soulager les douleurs**, ayez recours à la camomille matricaire, au basilic, aux graines de fenouil ou encore à l'estragon.
- Pour **nettoyer l'intestin** en douceur, l'orme rouge, la menthe et la guimauve sont parfaits.
- Pour **restaurer le microbiote**, pensez à la camomille romaine ou à la camomille noble.

- Pour une **action antidiarrhéique**, faites une infusion de feuilles de myrtilles, d'alchémille ou encore de salicaire.
- Pour une **action laxative**, prenez de l'hibiscus, de la mauve, de la rose ou de la guimauve.

LE CHARBON VÉGÉTAL

Utilisé depuis la nuit des temps pour lutter contre le trouble digestif, le charbon est également connu pour ses capacités de désintoxication et son **action régulatrice** sur les intestins. Il peut être pris ponctuellement après un repas copieux ou en cure pour soulager les douleurs intestinales. En fonction de la marque, le dosage des gélules varie, référez-vous à la boîte pour la posologie.

Le charbon doit être pris **séparément d'autres compléments.** En cas de traitement médical, demandez conseil à votre médecin.

À SAVOIR

L'action des plantes n'est pas anodine. Si vous prenez un traitement, demandez impérativement **conseil à votre médecin ou à votre naturopathe** avant de vous lancer dans une cure.

Rendez votre intestin moins perméable

La muqueuse de l'intestin grêle sert de filtre. En cas d'altération, elle n'assure plus l'étanchéité intestinale.

POURQUOI L'INTESTIN « FUIT »-IL ?

Les principales causes sont le sucre, les produits laitiers, les OGM, l'alcool, les anti-inflammatoires, les aliments transformés, les conservateurs… À cela s'ajoutent le stress, la pollution, les infections. La muqueuse ne joue plus **son rôle de barrière** et l'organisme est exposé sans protection aux substances nocives. Le premier touché est le système digestif ; avec le temps, tout **l'organisme est impacté**. Les molécules indésirables entraînent des réactions immunitaires à l'origine de nombreuses pathologies. Vous l'avez compris, la santé passe par l'assiette : modifiez votre alimentation !

SOUTENEZ VOTRE FOIE

Un intestin perméable est abîmé et n'assure plus son rôle de filtre. Cela oblige le foie à travailler doublement pour éliminer les substances nocives qui pénètrent dans l'organisme. Aidez-vous des plantes pour soutenir le foie.

- **L'artichaut** draine le foie et stimule les enzymes digestives.
- **Le pissenlit**, excellent diurétique, est un draineur du foie et de tout l'organisme.
- **Le romarin**, également draineur hépatique, est riche en antioxydant.
- **Le chardon-marie et le desmodium** sont de parfaits stimulants hépatiques. Ils protègent le foie.

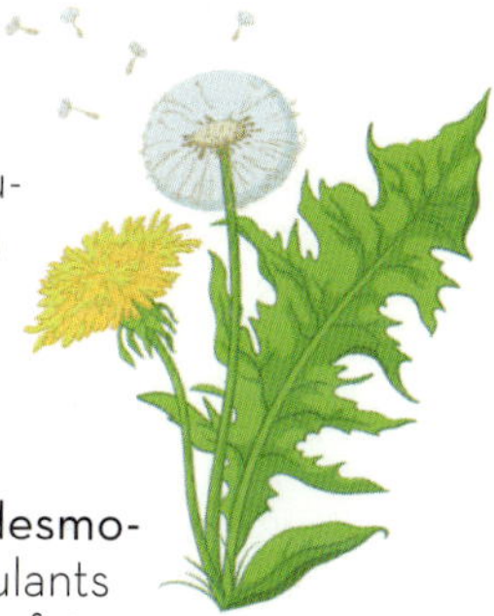

LES COMPLÉMENTS ESSENTIELS

- Des probiotiques pour rééquilibrer le microbiote.
- Des oméga-3 pour nourrir la muqueuse et protéger des problèmes intestinaux.
- De la glutamine pour réparer la muqueuse intestinale.

Diminuez spasmes et douleurs

Les douleurs au ventre peuvent avoir diverses origines. Il est important d'en définir la cause.

LES ALIMENTS À ÉVITER

- Les choux : rouge, blanc, vert, chinois, brocoli, de Bruxelles…
- Le lait et les produits laitiers.
- Les fritures.
- Le chewing-gum.
- Les sodas et autres boissons gazeuses.
- L'alcool.

L'ARGILE POUR VOUS SOULAGER

L'argile draine les toxines et a des **vertus anti-inflammatoires** et **apaisantes**. En application sur le ventre, les cataplasmes soulagent les douleurs digestives, menstruelles et les spasmes intestinaux. Vous trouverez des cataplasmes prêts à l'emploi sous forme de coussinets. Faites-les tremper dans l'eau tiède 5 minutes avant de les appliquer sur le ventre.

Luttez contre la diarrhée

La diarrhée touche beaucoup de personnes. Le système digestif perturbé doit être mis au repos.

LES ALIMENTS À PRIVILÉGIER

- Les épinards, la purée de carotte, l'artichaut.
- La banane, la pomme râpée, le raisin, les fraises.
- Le riz et la pomme de terre.

LA SYNERGIE D'HUILES ESSENTIELLES

Mélangez 50 gouttes de tea tree, 50 gouttes de laurier noble, 25 gouttes d'estragon, 25 gouttes de myrrhe et 25 gouttes de menthe poivrée dans 15 ml d'huile végétale. Massez-vous l'abdomen avec cette préparation 6 fois par jour pendant 3 jours.

LA CURE D'EAU DE RIZ

Faites bouillir 1 cuillerée à soupe de riz dans 1/2 l d'eau 25 minutes, à couvert. Filtrez l'eau de riz et ajoutez-y une pincée de sel. Laissez refroidir avant de consommer.

Prenez des probiotiques et des prébiotiques

Les probiotiques sont des micro-organismes qui exercent un effet bénéfique sur notre santé. Leur croissance est favorisée par les prébiotiques.

POURQUOI PRENDRE DES PROBIOTIQUES ?

Ces ferments lactiques participent au bien-être digestif, intestinal et à une bonne santé générale. En principe, on les recommande en cas de prise d'antibiotiques, pour **améliorer la digestion** des glucides et des protéines, pour leur action antiseptique intestinale, pour améliorer les **défenses immunitaires**, ou encore pour **rééquilibrer le transit** trop lent ou trop rapide.

On les trouve en complément alimentaire sous forme de gélules ou en sachets. De nombreux aliments constituent une source naturelle de probiotiques. Il s'agit d'aliments lacto-fermentés.

LES PRÉBIOTIQUES

Ces fibres solubles servent de repas aux bonnes bactéries de la flore. Elles assurent l'activité des probiotiques indispensables à l'**équilibre du microbiote**. C'est pourquoi il est important d'avoir une **alimentation riche en fibres**. La quantité recommandée est d'environ 30 g par jour.
De nombreux aliments sont riches en prébiotiques : les pommes, les pruneaux, les poires, les graines de lin, les légumes à feuilles, la betterave, le psyllium…
Pour que les fibres solubles agissent, elles ont besoin d'eau. Pensez à boire tout au long de la journée.

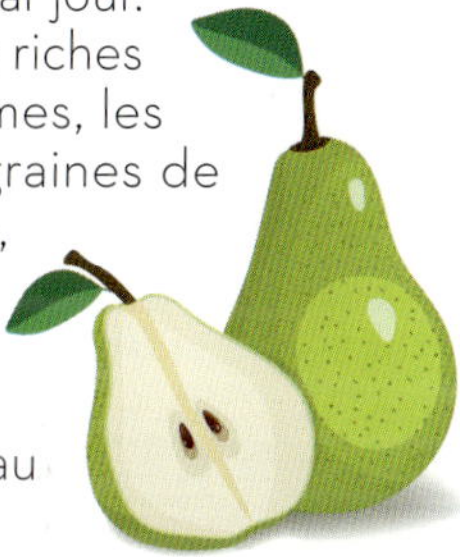

À SAVOIR

La lacto-fermentation est une méthode de conservation ancestrale. Le terme vient des lactobacilles, les bactéries qui agissent pendant le processus de fermentation. Il s'agit de bactéries amies des muqueuses intestinale et vaginale.

Recourez à la glutamine

Bien connue des sportifs pour nourrir les muscles et améliorer les performances, la glutamine est un acide aminé également important pour l'intestin.

SON RÔLE SUR L'INTESTIN

La glutamine est un acide aminé non essentiel, c'est-à-dire que l'organisme est capable de le synthétiser à partir d'un autre acide aminé. Elle n'en reste pas moins importante. Acide aminé le plus abondant de l'organisme, la glutamine intervient dans de nombreuses réactions comme la **régulation de l'équilibre acido-basique**. Au niveau digestif, elle aide à lutter contre les « fuites » en favorisant la cicatrisation de la muqueuse intestinale. C'est un nutriment nécessaire à une bonne santé intestinale ainsi qu'aux cellules du système immunitaire.

LA COMPLÉMENTATION EN GLUTAMINE

La glutamine se trouve essentiellement dans les protéines animales, les légumineuses, les oléagineux, le chou, les épinards et le persil. Cependant, certains facteurs comme le stress, le sport intensif, une alimentation déséquilibrée, le végétarisme, un foie fatigué, le vieillissement… compliquent sa libération. Des carences apparaissent, et une complémentation doit alors être envisagée.

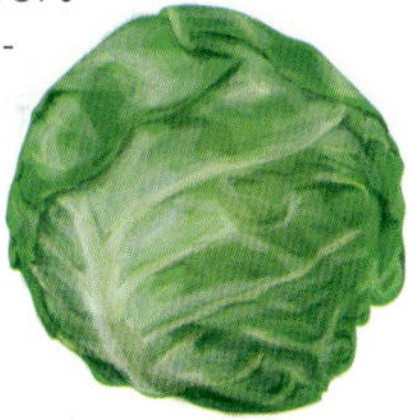

QUELLE GLUTAMINE CHOISIR ?

En complément alimentaire, on la trouve sous la forme de L-glutamine. Pour nourrir la muqueuse et favoriser sa cicatrisation, privilégiez un complément de qualité, sous forme de **poudre 100 % pure** sans aucun excipient. Prenez-en 2 g par jour. Les sportifs qui souhaitent augmenter le volume de leurs muscles en consommeront 5 g par jour.

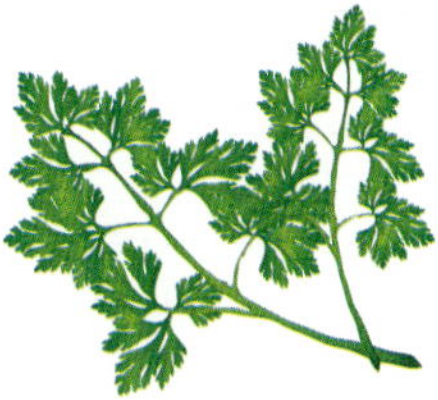

Veillez aux apports en vitamine D

La vitamine D est la vitamine du soleil. On connaissait son rôle sur les os, les muscles et le cœur ; elle a aussi une action bénéfique sur l'intestin.

LES BIENFAITS DE LA VITAMINE D

Considérée comme une hormone, la vitamine D agit sur l'ensemble du corps. Indispensable à l'**assimilation de certains minéraux**, elle contribue à **lutter contre la fatigue chronique, le stress** et **les inflammations**. Elle améliore également la qualité du sommeil, protège le système immunitaire et soulage les maladies de l'intestin. Vérifiez vos carences, faites des analyses avant de vous lancer dans une cure.

LE LIEN CALCIUM ET VITAMINE D

La vitamine D agit au niveau intestinal pour permettre l'absorption du calcium. Elle protège les muscles et intervient dans la croissance osseuse. Surveillez-la car une carence peut entraîner une **déminéralisation osseuse**, augmentant ainsi les risques de fracture.

LES ALIMENTS RICHES EN VITAMINE D

Les apports sont à la fois endogènes et exogènes. La vitamine D est en effet en partie produite par la peau sous l'action des U.V. du soleil, mais également apportée par l'alimentation. Les poissons gras (saumon, sardine, maquereau, hareng...) sont particulièrement riches en vitamine D assimilable. On en trouve aussi, en plus faible quantité, dans le lait ou le fromage, ainsi que dans les champignons.

LA COMPLÉMENTATION

Près de la moitié de la population présente des carences en vitamine D, pour des raisons alimentaires ou à cause du manque d'exposition au soleil, en hiver notamment. Il est alors indispensable de se complémenter. La vitamine D se présente **sous forme liquide**. En fonction de celle que vous choisissez, il suffit de prendre quelques gouttes quotidiennement, toutes les semaines ou tous les mois. Privilégiez les **doses journalières**. Le plus important reste d'opter pour une forme naturelle facilement assimilable. Fuyez les ampoules synthétiques de type Uvedose. Surdosées, elles sont extrêmement nocives pour le foie et les reins.

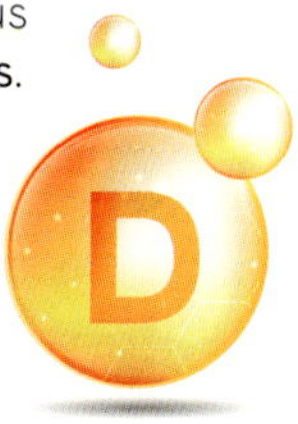

Évitez les carences

Un intestin abîmé entraîne souvent une mauvaise absorption des nutriments. Cela provoque des carences qui peuvent avoir de graves conséquences.

MODIFIEZ VOTRE HYGIÈNE DE VIE

Changer votre **régime alimentaire** doit être votre priorité. Les carences ne peuvent disparaître que si vous agissez sur la cause. Prenez soin de votre intestin afin d'améliorer sa fonction d'assimilation.

LES MINÉRAUX À SURVEILLER

Les carences dues à une mauvaise assimilation sont fréquentes et, pourtant, peu y pensent. Elles concernent souvent le **calcium**, le **magnésium** et le **fer**. Les apports en vitamines et minéraux sont aussi à surveiller. Au lieu d'avaler des compléments toute l'année sans résultats, réparez votre intestin.

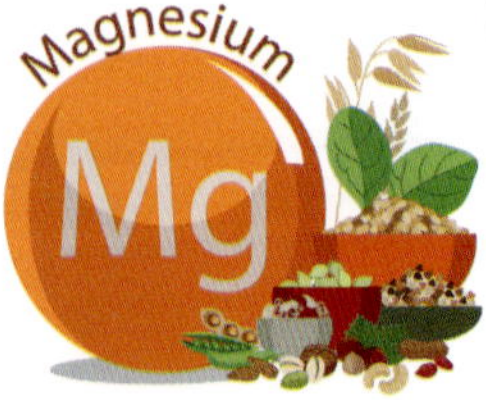

Méfiez-vous de l'anémie

L'anémie se caractérise par un manque de globules rouges. Souvent attribuable à une carence en fer, elle touche majoritairement les femmes.

LES CONSÉQUENCES DE L'ANÉMIE

L'anémie n'est pas une maladie mais le symptôme de **dérèglements** plus ou moins importants. Elle se manifeste par la fatigue, des maux de tête, une faiblesse musculaire, des palpitations, une baisse des défenses immunitaires, des troubles gastro-intestinaux.

QUEL TYPE DE FER CHOISIR ?

Qui n'a jamais eu mal au ventre après une cure de Tardyferon ? Ce dernier provoque en effet de nombreux troubles intestinaux. Rechargez vos réserves avec un fer naturel, bien assimilé et toléré comme la **spiruline**. En cure de 3 mois, prenez-en 3 g par jour. Préférez-la en gélules, plutôt qu'en paillettes difficiles à doser.

Adoptez une alimentation riche en oméga-3

Les oméga-3 sont des acides gras essentiels à l'organisme. Composants principaux des membranes cellulaires, ils interviennent à de nombreux niveaux.

LES BIENFAITS DES OMÉGA-3

Les oméga-3 sont indispensables à la santé ! Nous devrions tous en faire des cures. Ils agissent sur l'ensemble de l'organisme : ils protègent le **cœur**, améliorent les **défenses immunitaires**, stimulent la **perte de poids**, soulagent les **problèmes de peau**. Les oméga-3 fortifient également le **système nerveux**, préviennent la dépression et diminuent le développement des maladies intestinales inflammatoires. Ils agissent directement sur la flore en influençant la composition et l'**équilibre du microbiote**. Prenez-en en compléments de probiotiques.

LES ALIMENTS LES PLUS RICHES EN OMÉGA-3

- Les poissons gras comme la sardine et le saumon.
- Le foie de morue.
- Les graines de chia.
- Les huiles de chanvre, de lin et de colza.
- Les noix, les noisettes, les noix de cajou, les pistaches.

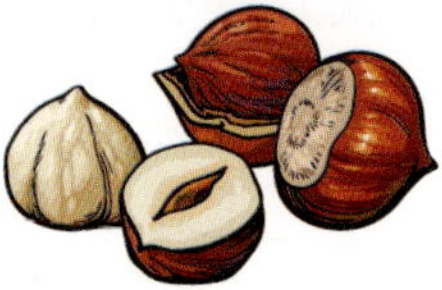

EN COMPLÉMENT

Notre alimentation est très pauvre en oméga-3. En préventif ou en curatif, il est donc intéressant de faire des **cures sous forme de compléments alimentaires** au moins 3 fois par an. En prévention, suivez une cure d'un mois à raison de 2 g par jour, à renouveler tous les 3 mois. Privilégiez les oméga-3 naturels sous forme de **triglycérides** plutôt que d'esters éthyliques. Ces derniers sont certes moins chers mais aussi moins biodisponibles et plus difficiles à conserver.

En cas d'inflammation, associez-les au **curcuma** pour potentialiser leur action.

Faites une détox de temps en temps

Depuis quelques années, la cure détox est devenue l'incontournable des régimes. Elle permet avant tout d'éliminer les substances toxiques accumulées dans l'organisme.

LE PRINCIPE DE LA DÉTOX

Lorsque l'alimentation est réduite au minimum, l'organisme ne concentre plus son énergie sur la digestion, mais soutient plutôt les organes dans leur tâche d'élimination. La détox permet ainsi un **nettoyage en profondeur**. En entretien, faites-en une à chaque changement de saisons.

COMMENT ÇA MARCHE ?

Il existe différentes méthodes. La **détox qualitative** consiste à supprimer une certaine catégorie d'aliments comme les protéines ou le gluten. Dans le cadre d'une **monodiète**, un seul aliment compose tous les repas. Enfin, le **jeûne** est l'arrêt total de toute alimentation. Privilégiez la monodiète. Elle est plus facile et moins agressive que le jeûne, surtout pour les non-initiés. Une monodiète de pommes peut également convenir. Outre son action coupe-faim et sa richesse en prébiotiques, ce fruit constitue un excellent antiseptique intestinal naturel. Entreprenez une monodiète sur 3 jours et constatez les bienfaits.

LE CHARDON-MARIE POUR AIDER À L'ÉLIMINATION

En tisane ou en gélules, le chardon-marie est la plante star de la détox. Il agit aussi bien sur le foie que sur les reins.

En infusion, faites bouillir 4 g de chardon-marie dans 20 cl d'eau pendant 10 minutes.
Buvez 3 tasses par jour avant les repas.
En gélules, prenez 150 g d'extrait sec normalisé, à 70 % de silymarine minimum, 3 fois par jour avant les repas.

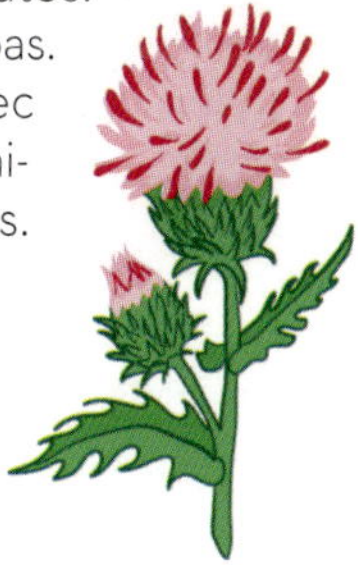

Éliminez les toxines au sauna

Dans les pays scandinaves, et plus particulièrement en Finlande, le sauna fait partie de l'hygiène de vie. C'est un excellent moyen de faire de la prévention santé.

LES BIENFAITS DU SAUNA

Le sauna est l'allié détox par excellence. Il stimule les glandes sudoripares permettant ainsi d'éliminer les toxines grâce à la sueur. Il contribue également à la **détente musculaire** et améliore la **circulation sanguine**. On lit souvent que le sauna est un bain de vapeur, c'est faux. Il ne faut pas confondre sauna et hammam ! Les deux procurent une sensation de bien-être et de détente tout en ayant des vertus différentes.

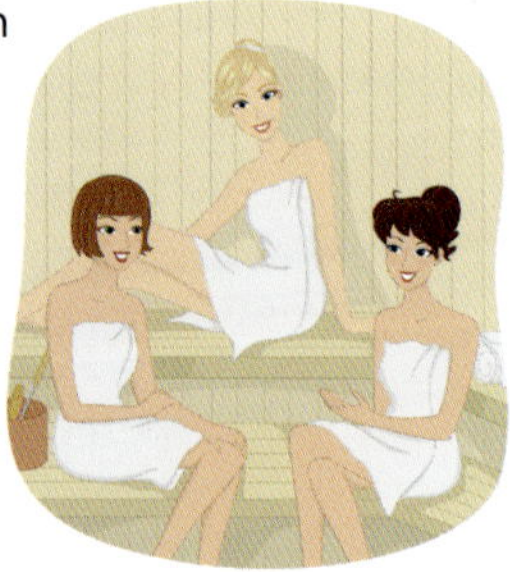

LE PRINCIPE

Dans un sauna, il fait très chaud, en moyenne 90 °C, et l'atmosphère y est très sèche. Il n'y a toutefois pas d'élévation de la température corporelle, car **la sueur refroidit le corps en s'évaporant**. Une multitude de petites gouttelettes se forment sur la peau. Quand vous commencez à dégouliner, il est temps de sortir et de prendre une douche froide. En général, le temps de passage dans un sauna oscille entre 5 et 15 minutes. Faites plutôt trois passages en ménageant des temps de repos intermédiaires, afin d'optimiser l'élimination des toxines.

ET POURQUOI PAS LE HAMMAM ?

Le hammam stimule les glandes sébacées. Il est donc idéal pour faire un **nettoyage de peau en profondeur**. Sauna et hammam sont des lieux totalement différents, qui n'ont pas la même utilité. La température est beaucoup moins élevée dans le hammam (environ 45 °C), qui est un espace saturé de vapeur d'eau. Le passage, qui dure environ 20 minutes, précède en général un gommage au gant de crin pour éliminer les peaux mortes et purifier la peau.

Testez l'hydrothérapie

Utilisés depuis des siècles pour leurs bienfaits sur la santé et le bien-être qu'ils procurent, les lavements permettent de nettoyer le côlon naturellement.

LES BIENFAITS

Lorsque l'on n'a jamais pratiqué cette méthode, elle peut effrayer. Les lavements ne sont pourtant ni intrusifs ni douloureux. Cette pratique ancestrale apporte de multiples bienfaits à tout l'organisme. Elle permet d'**évacuer les résidus alimentaires** qui stagnent dans le côlon, de **lutter contre les troubles digestifs**, de **soulager les digestions difficiles** et d'**améliorer la vitalité** et les défenses immunitaires.

LES LAVEMENTS

Préventifs et efficaces, ils se pratiquent seul, à la maison. Le principe est simple. Il consiste à s'introduire de l'eau pour faire des petits nettoyages rapides du côlon. Pour une première fois, allez-y progressivement et commencez par une **poire**

simple, ou à canule, avant de passer au **bock à lavement**. La poire a une contenance de 180 ml maximum, l'eau n'atteint donc que les premiers segments de l'intestin, ce qui est très bien pour un début. Le bock est beaucoup plus volumineux, il contient jusqu'à 2 l. L'eau va un peu plus loin qu'avec la poire, en se limitant tout de même qu'à une partie de l'intestin. Procédez à **un lavement par mois**.

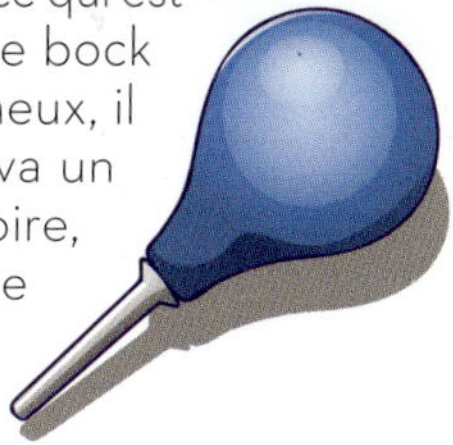

L'IRRIGATION DU CÔLON

L'irrigation doit obligatoirement être **pratiquée par un professionnel**. Cette mesure d'hygiène plus profonde permet de **nettoyer le gros intestin dans sa totalité**. On utilise un appareil pour maîtriser le débit et la pression de l'eau injectée, c'est la méthode moderne du lavement. L'irrigation permet de déloger les déchets les plus profonds. Une irrigation par an en moyenne semble être un bon rythme.

Hydratez-vous suffisamment

L'eau représente 70 % du corps humain. Indispensable à notre organisme, elle fait partie des éléments de la vie et ses bienfaits sont nombreux.

LES APPORTS EN EAU

Nos besoins hydriques journaliers sont couverts de trois façons :

- L'eau produite par notre organisme lors de la digestion.
- L'eau contenue dans les fruits et les légumes.
- L'eau que nous buvons, qui doit représenter environ 1 l par jour.

QUELLE EAU CHOISIR ?

Eau de source, minérale ou du robinet, toutes les eaux ne se valent pas. Si vous souhaitez faire du bien à votre santé, la sélection de l'eau est aussi importante que vos choix alimentaires.

L'eau du robinet en France est tout à fait potable. Dans certaines communes, il se peut toutefois qu'elle contienne des nitrates, du chlore ou du plomb. Renseignez vous pour connaître la qualité de l'eau de chez vous.

L'eau minérale en bouteilles doit être bue dans le cadre d'une cure et sur une période courte. Consommée quotidiennement, elle surcharge l'organisme en minéraux et épuise les reins.

L'eau de source en bouteilles convient parfaitement à une consommation régulière. Elle favorise les échanges et contribue à éliminer les déchets dans les urines, sans surcharger les reins. Les eaux de source qui ont ma préférence sont Rosée de la Reine, Montcalm, Mont Roucous et Volcania.

QUAND BOIRE ?

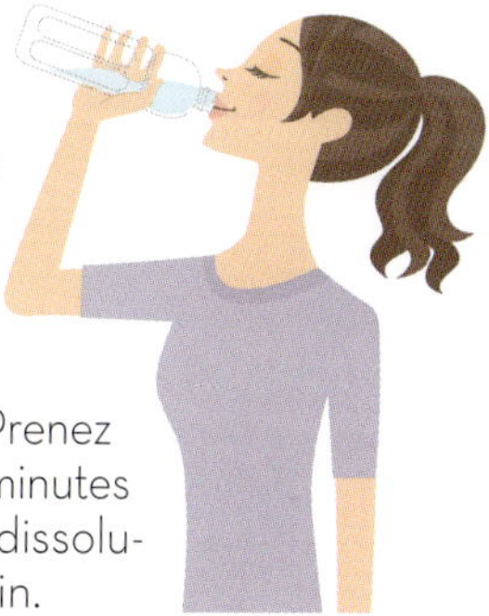

Commencez votre journée par un grand verre d'eau afin de débarrasser le corps des déchets mis en circulation la nuit.

À moins d'être assoiffé, évitez de boire pendant le repas. Prenez plutôt un verre d'eau tiède, 45 minutes après le repas pour faciliter la dissolution des graisses dans l'intestin.

Consommez des aliments qui nourrissent les bonnes bactéries

Pour soulager le système digestif et optimiser le pouvoir protecteur du microbiote, il est primordial d'apporter les bons aliments à votre flore.

LES ALIMENTS RICHES EN PROBIOTIQUES

- Les légumes lacto-fermentés.
- Le kimchi, un plat coréen à base de chou fermenté.
- Le kombucha, une boisson à base de thé fermenté.
- Le kéfir de fruits, une boisson fermentée.
- Le tofu et les dérivés de soja fermentés comme le tamari, le miso et le tempeh.
- Le pollen.

En prévention, consommer régulièrement des aliments riches en probiotiques est excellent pour la santé et le bon équilibre du microbiote. Si ce dernier est perturbé, faites une cure de probiotiques sous forme de compléments alimentaires. Prenez conseil auprès de votre naturopathe ou de votre médecin traitant pour établir une cure du type de souche correspondant à votre profil.

DES LÉGUMES LACTO-FERMENTÉS MAISON

Coupez 500 g de légumes crus en rondelles, ou râpez-les. Remplissez-en un bocal hermétique en répartissant 1 clou de girofle, 1 cuillerée à café de grains de coriandre et 1 cuillerée à café de baies de genièvre. Tassez bien. Faites chauffer 25 cl de vinaigre, 25 cl d'eau de source et 30 g de sel, puis versez ce mélange sur les légumes. Ils doivent être complètement immergés. Fermez et conservez le bocal 4 semaines entre 15 et 20 °C afin de provoquer le processus de lacto-fermentation.

LES ALIMENTS POUR PURIFIER LA FLORE

Faites le plein d'ail, d'oignon, d'échalote et d'aromates dans vos assiettes. Le thym, l'origan, la cannelle sont également très intéressants car ils favorisent l'élimination de bactéries et de champignons pathogènes.

Remplacez les mauvaises graisses

Beaucoup de femmes focalisent sur leur consommation de graisses, alors que si celles-ci sont de qualité, elles présentent de nombreux atouts pour la santé.

LE RÔLE DES LIPIDES

Les lipides sont à la fois fournisseurs et réserves d'énergie. C'est la principale forme d'énergie stockable dans le corps. Principaux constituants des membranes cellulaires, ils sont indispensables au **bon équilibre du système nerveux**. Lorsque le moral est en berne, faites une cure de « bons gras » (oméga-3). Les lipides assurent également le **transport des vitamines liposolubles** A, D, E, K, et sont à l'origine de la **fabrication de certaines hormones**.

LES BONNES GRAISSES À CONSOMMER

Beaucoup d'oméga-3 et un peu d'oméga-6 ! Si notre alimentation est naturellement riche en oméga-6, il

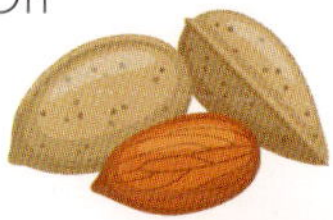

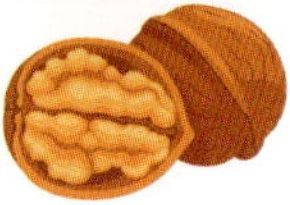

faut faire la course aux oméga-3. On en trouve dans l'huile de colza, celle de lin, les noix, les amandes, les noisettes, les noix de cajou et les petits poissons gras comme la sardine et le maquereau.

Supprimez les graisses néfastes pour la santé comme les produits laitiers industriels, les margarines, les fritures, les huiles raffinées. Ils augmentent la glycémie et favorisent le stockage des graisses.

Les lipides doivent représenter **35 à 40 % de l'apport énergétique journalier**, soit environ 1 g par kilo par jour, c'est-à-dire 1 g de lipides par kilo de poids de corps quotidiennement.

LA DIÈTE CÉTOGÈNE

Mis au point aux États-Unis dans les années 1920, le principe du régime cétogène est simple. Vous consommez **du bon gras en bonne quantité et pas du tout de sucre**. Méfiez-vous toutefois des régimes trop restrictifs, ils conduisent forcément à des carences. Suivez plutôt une diète cétogène plus souple où certains légumes riches en sucre peuvent trouver leur place.

Mangez des fibres

Les fibres stimulent et régulent le transit intestinal. L'alimentation industrielle complètement carencée ne nous en fournit toutefois pas suffisamment.

FIBRES SOLUBLES ET INSOLUBLES

Les fibres constituent le squelette des végétaux. On les retrouve en bonne quantité dans les fruits, les légumes, les oléagineux et les légumineuses. On en distingue deux types : les solubles dont la particularité est de **favoriser la satiété**, de **freiner l'absorption des graisses** et d'**abaisser le taux de glucose** dans le sang ; et les insolubles, composées de cellulose, qui accélèrent le transit et augmentent le volume des selles, elles contribuent à **nettoyer l'intestin en douceur**. La plupart des végétaux sont constitués des deux fibres.

COMMENT AUGMENTER VOTRE APPORT ?

Il est recommandé de manger **35 g de fibres (solubles et insolubles) par jour**. Or, la consommation moyenne est d'environ 15 g par jour.

- À chaque repas, prévoyez une portion de légumes crus et une de légumes cuits.
- Consommez les fruits entiers plutôt qu'en jus.
- De temps en temps, remplacez la viande par des légumineuses.
- À la collation, prenez une datte, un pruneau ou une figue séchée.
- Privilégiez les céréales complètes ou semi-complètes aux blanches, raffinées.
- Ajoutez à votre alimentation des champignons.
- Tous les jours, prenez une petite poignée d'amandes, de noisettes ou de noix.
- Parsemez vos assiettes de graines de chia, de sésame, de pavot ou de lin.

À SAVOIR

- 100 g de pruneaux = 15 g de fibres.
- 100 g de pain complet = 8 g de fibres.
- 100 g de lentilles cuites = 7 g de fibres.
- 100 g de carottes = 3 g de fibres.

Diminuez le sucre

Notre alimentation est beaucoup trop riche en sucre. L'impact sur notre santé intestinale et sur notre microbiote devient catastrophique.

POURQUOI ?

• Il favorise les fermentations intestinales.
• Il dérègle le microbiote et affaiblit les défenses immunitaires.
• Il crée un terrain propice au développement des mycoses.
• Il augmente la résistance à l'insuline.
• Il augmente la perméabilité intestinale.

QUELS ALIMENTS CONTIENNENT DU SUCRE ?

On en trouve dans **toutes les préparations industrielles**, même les conserves. Lisez les étiquettes pour vous en rendre compte. Il se retrouve même parfois en tête de liste de certaines préparations salées... Vous le trouvez la plupart du temps sous les termes suivants : fructose, glucose, maltose, dextrose, galactose, sucrose, lactose, sirop de maïs, sucre de canne, sucre de betterave, miel, mélasse, cassonade.

ASTUCE POUR DIMINUER EN DOUCEUR

Le sucre appelle le sucre ! Il crée une dépendance aussi bien physique que psychique. Il agit comme une drogue. **Sevrez-vous !**

- N'ajoutez pas de sucre à vos boissons chaudes.
- En cas d'envie de sucre, mangez 1 ou 2 dattes de type Medjool. Elles sont plus gourmandes.
- Augmentez la part de légumes de votre assiette.
- Remplacez les pâtes blanches par des céréales complètes ou semi-complètes.
- Faites du sport pour garder le moral et évitez les pulsions de sucre.

À SAVOIR

Pour baisser l'impact du glucose dans le sang, utilisez des sucres naturels dans vos préparations sucrées. Le sucre complet, le miel, le sirop d'agave, le sucre de coco ou encore la stevia naturelle avec son indice glycémique de 0 remplacent parfaitement le sucre blanc au palais.

Proscrivez les boissons gazeuses

Qu'il est agréable l'effet des petites bulles dans la bouche ! Consommer régulièrement des boissons gazeuses n'est pas bon pour notre santé digestive.

TROP DE BULLES...

Les sodas sont trop riches en sucre et les **eaux gazeuses** trop riches en sel. Leur point commun : leurs bulles. Faites à base de gaz carbonique sous pression, elles peuvent entraîner des ballonnements et des irritations intestinales.

PAR QUOI LES REMPLACER ?

L'idéal reste l'**eau plate**, mais vous pouvez aussi consommer des **eaux aromatisées maison**. Quelques morceaux de pomme, du basilic et des rondelles de citron infusés dans de l'eau stimulent très bien les papilles. N'achetez pas celles du commerce ; elles contiennent conservateurs, arômes et sucre.

Limitez l'alcool et le café

Vous connaissez déjà sûrement l'impact des excitants sur le système nerveux. Savez-vous qu'ils sont également à l'origine de troubles digestifs ?

ALCOOL ET INTESTIN

Après une soirée arrosée, **le transit est accéléré**. Pour certains, cela entraîne même des épisodes de diarrhée. L'alcool agresse en effet directement la muqueuse en détruisant le mucus qui protège l'intestin et l'estomac contre l'acidité. Les muqueuses n'étant plus protégées, elles sont irritées, et les douleurs digestives font leur apparition.

LE PROBLÈME DU CAFÉ

Le café agresse les intestins. Consommé après le repas, il empêche une bonne digestion. Remplacez-le par une infusion ou une tasse de chicorée. Il existe aussi en épicerie biologique des substituts de café à base de céréales torréfiées, bluffant au goût.

RÈGLE 34

Consommez moins de lait et de produits laitiers

Qu'il est dur pour les amoureux du fromage de supprimer les produits laitiers de leur alimentation. Ils sont pourtant loin d'être nos amis pour la vie !

POURQUOI ?

La lactase est la principale enzyme permettant de digérer le lactose. Or, chez de nombreuses personnes, cette enzyme commence à diminuer dès l'âge de 2 ans, ne permettant plus d'assurer l'absorption du lactose au niveau intestinal. Le microbiote est alors perturbé, des **troubles digestifs** apparaissent et le **système immunitaire moins combatif** offre un terrain favorable au développement de maladies : problèmes de peau, obésité, troubles gynécologiques, douleurs rhumatismales, dérèglement thyroïdien...

LES FROMAGES PRESQUE SANS LACTOSE

Les fromages à base de **lait de chèvre** ou **de brebis** contiennent très peu de lactose et sont souvent mieux tolérés par l'organisme. La mozzarella di bufala réalisée à partir de **lait de bufflonne** en contient également très peu. Si vous préférez ceux de vache, préférez des **fromages affinés** tels que le cheddar, le gruyère, l'édam, le gouda, le comté, la mimolette, le cantal, le saint-nectaire et le parmesan. Plus un fromage est affiné, c'est-à-dire vieilli, moins il contient de lactose. Évitez donc autant que possible les fromages frais.

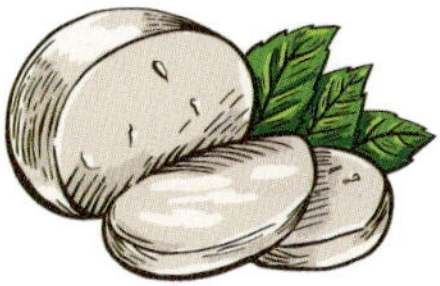

LE CHOIX DU LAIT

Si vous consommez encore du lait et que vous le tolérez, préférez **un lait cru, non homogénéisé, non pasteurisé et non UHT**. Les protéines de lait homogénéisé sont allergisantes, le principe UHT inactive les enzymes digestives et la pasteurisation modifie sa structure. Pour éviter de vous retrouver avec un lait difficile à digérer, choisissez-le de qualité et modérez votre consommation.

Méfiez-vous des aliments ultra-transformés

Même si nous sommes de plus en plus nombreux à faire attention à ce que nous consommons, pour beaucoup, cela n'est que de la théorie.

COMMENT CHOISIR CES ALIMENTS ?

Il n'y a pas de secret, une bonne santé intestinale passe forcément par des assiettes équilibrées et variées. Pour être certain d'apporter le bon carburant à votre organisme, choisissez des **aliments bruts**, ou ayant subi très peu de transformations. Changez vos habitudes et proscrivez les plats industriels. Si ces produits facilitent la vie, leur consommation régulière est délétère pour la santé, même à court terme. Trop riche en sucre et en gras, ce type d'alimentation n'est pas rassasiante, impacte la glycémie et est pauvre en nutriments. De récentes études montrent que la consommation d'aliments ultra-transformés est la première cause de décès dans les pays occidentaux.

LES PRINCIPAUX ALIMENTS ULTRA-TRANSFORMÉS

Les snacks sucrés et salés, les sodas, les céréales pour enfants, les plats préparés industriels, les yaourts à boire, les margarines, les barres chocolatées, les pains et viennoiseries industrielles, les desserts lactés et les bonbons.

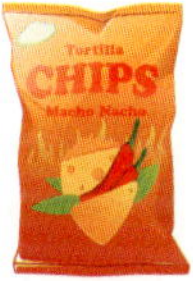

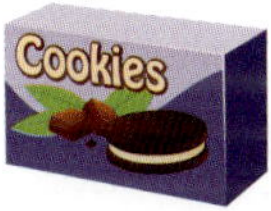

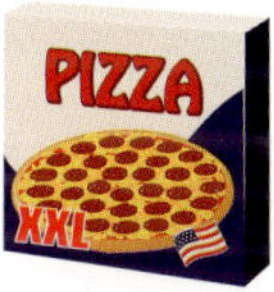

UN TEMPS POUR CUISINER

Il est certain qu'en choisissant des aliments bruts, il va falloir cuisiner. Il n'est pas nécessaire de passer des heures en cuisine. Avec **une moyenne de 20 minutes par jour**, il est déjà possible de se faire plaisir. Organisez-vous ! Le week-end, **préparez vos plats pour la semaine** et congelez-les. Vous ferez du bien à vos intestins et à tout votre organisme.

Choisissez des céréales de qualité

Les céréales ne se résument pas aux billes soufflées du petit déjeuner des enfants. Avoine, seigle, riz, quelle que soit leur forme, nous pouvons en changer tous les jours.

LES CÉRÉALES COMPLÈTES

Les céréales blanches et raffinées sont vides et ne présentent aucun intérêt nutritionnel. En revanche, les céréales complètes et semi-complètes sont riches en nutriments, en fibres et en vitamines. Avec un indice glycémique modéré, ces céréales évitent les pics d'insuline dans l'organisme, favorisent le fonctionnement d'un transit régulier et réduisent les sensations de faim.

DES PÂTES PAS SEULEMENT DE BLÉ

Les pâtes sont une forme et pas une céréale. Elles ne poussent pas ainsi dans les champs. Il existe de nombreuses variétés de nouilles, toutes aussi délicieuses les unes que les autres. Cuisinez des

pâtes de riz, des **nouilles soba** à base de sarrasin, des **spaghettis d'épeautre** ou de quinoa, des **fusilli de maïs**, de châtaigne, de lentilles... Très variées, ces pâtes sont plus nutritives et moins nocives pour la santé que celles réalisées à base de blé.

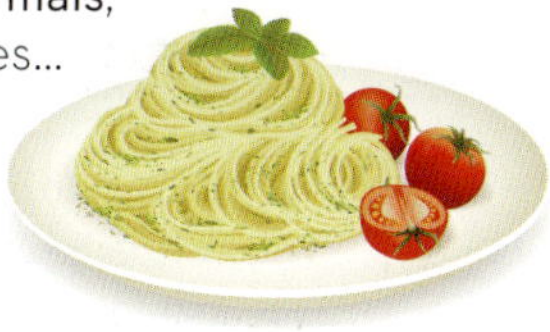

BIEN LES PRÉPARER

Toutes les céréales non raffinées devraient être trempées plusieurs heures dans l'eau froide pour enlever l'acide phytique. Ce dernier naturellement présent inhibe l'assimilation de certains minéraux. Pour la cuisson, mélangez la céréale à la bonne quantité d'eau froide, ajoutez une pincée de sel et portez à ébullition. Dès les premières bulles, baissez le feu et couvrez. Laissez cuire jusqu'à **absorption complète de l'eau**, un peu comme dans un rice cooker. Les grains doivent absorber la totalité du liquide.

Méfiez-vous du crudivorisme

Les aliments crus apportent bon nombre de vitamines, de minéraux et d'enzymes, mais une alimentation équilibrée doit aussi prévoir du cuit.

DU CRU PAS POUR TOUT LE MONDE

Nous ne sommes pas tous égaux face à l'alimentation. Suivant notre morphologie, un régime crudivore peut nous faire plus de mal que de bien. Chez certains, il peut en effet contribuer à déminéraliser et refroidir l'organisme. Avant de vous lancer dans du tout cru, faites un point avec votre naturopathe ou votre médecin traitant.

LE PROBLÈME DE TROP DE CRU

Aïe ! Aïe ! Aïe ! Le ventre et plus particulièrement les intestins souffrent. Les fibres des légumes crus sont extrêmement dures, elles peuvent parfois être **irritantes pour les intestins les plus fragiles**. À cela s'ajoutent des amandes, des noix, des flocons de céréales également très riches en fibres. Les intestins n'ayant pas l'habitude d'autant de fibres, le transit se dérègle et des douleurs intestinales apparaissent.

UNE ALIMENTATION VARIÉE

Pour des menus équilibrés, faciles à digérer, commencez votre repas par **une portion de crudités** : des carottes râpées, un peu de salade verte ou des dés de betterave feront parfaitement l'affaire. Votre **plat de résistance** doit contenir beaucoup de **légumes cuits**, un peu de **céréales** et une portion de **protéines**. Il peut s'agir d'une soupe, d'une tarte, ou encore de légumes sautés avec de l'orge et du poulet. L'important est que le plat soit cuit.

À SAVOIR

Certains végétaux ont besoin de chaleur pour libérer certains nutriments et permettent leur assimilation. C'est le cas du lycopène présent dans la tomate. La cuisson augmente sa quantité et sa biodisponibilité.

Privilégiez les cuissons saines

Pour éviter la fabrication de composés toxiques, privilégiez la cuisson à basse température.

L'INTÉRÊT

Les cuissons douces facilitent la digestion, préservent les nutriments et l'équilibre de la muqueuse intestinale. À partir de 60 °C, certaines vitamines disparaissent. Plus la température est élevée, moins les nutriments restent disponibles. Au-dessus de 100 °C, il ne reste plus grand-chose. Les protéines, les lipides et les glucides se transforment alors en molécules nocives pour l'organisme et finissent par franchir la paroi intestinale.

LES DIFFÉRENTES CUISSONS DOUCES

À la vapeur

Elle se fait idéalement dans un four vapeur, qui permet de régler la température avec précision. Si vous n'en possédez pas, utilisez un cuit-vapeur ou déposez vos aliments dans une passoire résistant à la chaleur, le tout dans une casserole avec un peu d'eau en ébullition.

À l'étouffée

Découpez vos aliments de manière homogène. Dans une casserole, mettez un fond d'eau, ajoutez vos ingrédients, couvrez et laissez cuire à feu très doux. Plus les aliments sont taillés petits, plus la cuisson est courte.

Pochée

Cette cuisson consiste à plonger un aliment dans un liquide afin de le cuire à feu tout doux. On utilise généralement de l'eau, du bouillon ou du lait de coco.

La cuisson à four très doux, à moins de 100 °C, est également indiquée.

UNE NOUVELLE FAÇON DE MANGER

Rééduquez votre palais et redécouvrez le goût des légumes. Les cuissons douces présentent également l'avantage de préserver la saveur des aliments. Faites des sauces, utilisez des épices, des herbes pour agrémenter vos plats. Vous bénéficierez de leurs vertus, tout en égaillant vos assiettes.

Mangez moins de protéines, mais de meilleure qualité

La surconsommation de protéines animales, de surcroît de mauvaise qualité, entraîne la production de substances toxiques au niveau du côlon. Limitez-les !

LES PROTÉINES VÉGÉTALES

Lorsqu'elles sont de bonne qualité, elles complètent à merveille les assiettes de légumes. Non acidifiantes pour l'organisme, les protéines végétales sont par ailleurs très **digestes**. On y retrouve les oléagineux, les graines, les légumineuses, les champignons, ainsi que toutes les céréales, le quinoa et le sarrasin. Fournissez-vous auprès de producteurs locaux ou en épiceries bio. Bannissez les céréales blanches et raffinées, préférez les **complètes** ou

semi-complètes. Évitez les graines et les oléagineux moulus, ce sont des produits fragiles, sensibles à l'oxydation. Faites-le vous-même !

LE SOJA ET SES DÉRIVÉS

Les graines de soja constituent un aliment naturel complet. Parmi les végétaux, c'est l'un des aliments les plus riches en protéines, 100 g de graines de soja contiennent environ 35 g de protéines, c'est bien plus que la viande. Le soja peut se consommer sous différentes formes. Il y a les **fèves**, l'**huile** de soja, le **tonyu** que l'on nomme chez nous « lait de soja », le **tofu** réalisé à partir de soja caillé, le **tempeh** issu de graines de soja fermentées et le **miso**, une pâte de soja fermentée. On retrouve également les sauces comme le shoyu et le tamari, la version moins fermentée et sans gluten.

À SAVOIR : LES ASSOCIATIONS ALIMENTAIRES

La digestion des protéines animales est lente, en moyenne 4 heures. Associez-les à des légumes cuits et crus, afin d'activer les enzymes et faciliter leur assimilation.

Faites la part belle aux superaliments

Les « superaliments » n'ont pas de superpouvoir, mais leur richesse nutritive leur confère une place de choix dans notre alimentation.

LA SPIRULINE

Reconnue comme une excellente **source de protéines et de fer**, la spiruline agit sur l'ensemble des organes du système digestif. Elle contribue à la **détox de l'organisme** en soutenant l'action du foie, augmente naturellement la production de probiotiques et diminue les troubles digestifs. Des cures d'au moins 3 mois sont nécessaires pour qu'elle agisse en profondeur.

LA PROPOLIS

Le miel, le pollen, la propolis et tous les produits de la ruche sont de véritables trésors de la nature. Fabriquée par les abeilles, la propolis a pour rôle d'assainir et désinfecter la ruche. C'est donc un **bouclier naturel puissant** pour protéger l'organisme des infections. On la recommande pour nettoyer les intestins et chasser les parasites. Quelques gouttes journalières d'une propolis de qualité suffisent pour bénéficier de toutes ses vertus.

LE CURCUMA

Très utilisé en cuisine, le curcuma peut aussi être pris en cure pour ses nombreux bienfaits. Riche en curcumine, le rhizome est un excellent **anti-inflammatoire naturel**. Il contribue à protéger les intestins et toute la sphère digestive. Il a également des **propriétés antioxydantes** et diminue les troubles circulatoires.

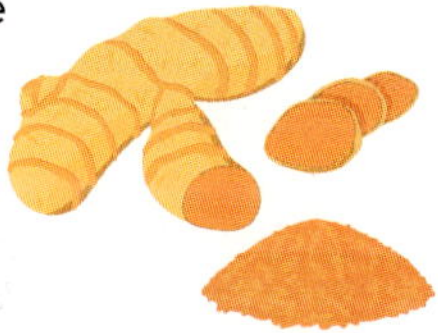

LE MISO

Fabriqué à partir d'une pâte de soja fermentée, le miso contribue à la **régénération de la flore** et améliore le confort intestinal. On l'utilise comme **aromate** pour faire des sauces, des soupes, des préparations fromagères sans lactose. Blanc, rouge, de pur soja, d'orge, de riz, il en existe une multitude, trouvez celui qui vous plaît.

Régalez-vous de « superboissons »

On parle de superaliments, mais certaines boissons présentent aussi de multiples bienfaits pour l'intestin et l'équilibre du microbiote !

KÉFIR DE FRUITS

Légèrement pétillant, le kéfir de fruits est une **boisson rafraîchissante riche en probiotiques**. Il se vend tout prêt en épiceries bio, mais il est préférable de le préparer soi-même.

Dans un grand bocal hermétique, mettez 2 cuillerées à soupe de grains de kéfir, 3 de sucre blond, 2 figues séchées coupées en deux et un demi-citron en rondelles. Versez 1 l d'eau de source, fermez le bocal et laissez-le à température ambiante pendant 24 heures ; les fruits vont remonter à la surface. Filtrez et mettez la boisson en bouteille. Votre kéfir se conserve 2 jours au réfrigérateur.

LE LAIT D'OR

Cette délicieuse boisson tire ses vertus des épices qui la composent et plus particulièrement du **curcuma**. Elle est idéale pour lutter contre les problèmes gastro-intestinaux. Le lait d'or se prépare à tout moment de la journée.

Récupérez les graines d'une gousse de cardamome et pilez-les au mortier avec 1 grain de poivre. Ajoutez une pincée de cannelle. Coupez en rondelles 2 à 3 cm de racine de curcuma bio. Dans une casserole, faites chauffer à feu doux 20 cl de lait d'amandes, ou de coco, avec les épices préparées. Lorsque le lait est chaud - il ne doit pas bouillir -, couvrez la préparation et laissez infuser 10 minutes. Filtrez et dégustez cette boisson aux mille vertus bien chaude. Selon votre goût, vous pouvez aussi ajouter une cuillère à café de miel et une pincée de poudre de gingembre.

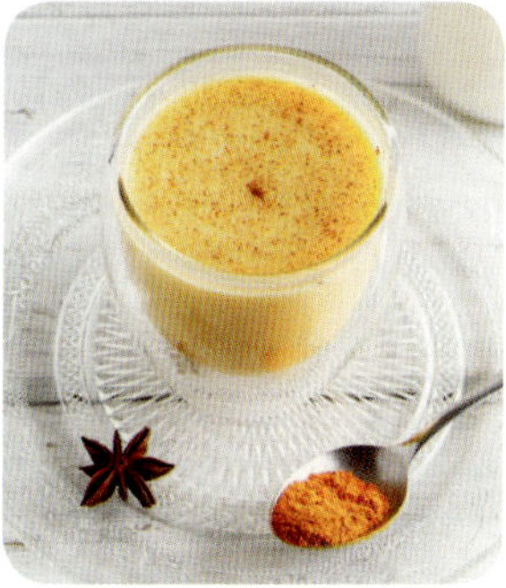

Limitez les aliments salés

Notre palais a une appétence naturelle pour le salé. Si le sel est indispensable à la vie, sa surconsommation est néfaste à la santé.

LE SEL DÉSTABILISE LA FLORE

Nous mangeons trop salé, ce qui influe sur l'organisme. Le sel est présent un peu partout, on en retrouve dans les plats industriels, la charcuterie, le pain, le fromage, les pizzas… Sans compter les personnes qui salent à nouveau leurs plats. Notre consommation quotidienne moyenne est de 10 g, alors que l'Organisation mondiale de la santé en recommande moins de la moitié. Consommé à des doses aussi élevées, le sel favorise l'**hypertension**, les **maladies cardiaques**, la **rétention d'eau** et déséquilibre le microbiote intestinal.

À LA PLACE DU SEL…

Le sel stimule les papilles et rehausse le goût de certains plats. Pour diminuer votre consommation, utilisez des **herbes aromatiques** et des **épices**. Quelques feuilles de basilic, d'estragon, de persil, de sauge, ou de coriandre, avec une pincée de cannelle, de cumin ou de gingembre réveillent les papilles tout en faisant voyager. Il est aussi possible de saupoudrer des **paillettes d'algues déshydratées** sur les salades ou les légumes cuits à la vapeur. Le **sel de céleri** ou le **gomasio** constituent aussi de bonnes options. Le premier est un mélange de sel et de graines de céleri, tandis que le second est à base de sel et de graines de sésame grillées. Pour un gomasio maison, toastez 50 g de graines de sésame dans une poêle. Laissez-les refroidir et mixez-les avec 50 g de sel.

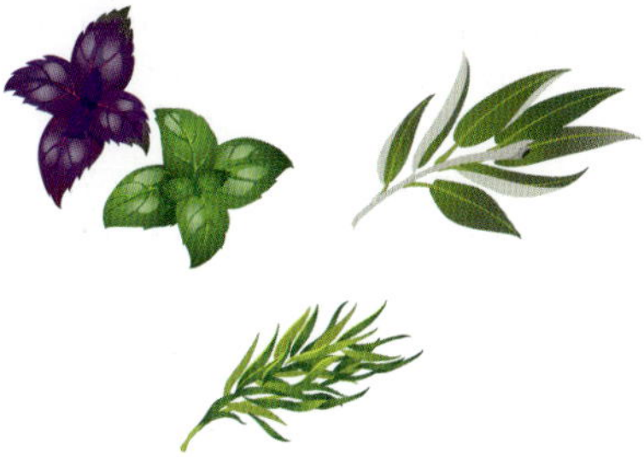

Limitez la viande rouge et la charcuterie

Avec l'augmentation de la consommation de viandes rouges et de charcuteries, les maladies intestinales ont terriblement augmenté depuis un siècle.

LES RISQUES D'EXCÈS

Bien qu'étant une bonne source de protéines et de fer, de nombreuses études ont démontré le rôle de la viande rouge dans de nombreuses pathologies : cancer digestif, infarctus, maladies intestinales inflammatoires...

QUELLE QUANTITÉ ?

N'en consommez **pas plus de 300 g par semaine**. Cela correspond à 85 g de viande rouge, 3 fois par semaine, et le reste de charcuterie si vous le souhaitez.

Cette dernière regroupe toutes les viandes transformées : pâtés, jambons, saucisses, saucissons... Sous l'appellation « viande rouge », l'Organisation mondiale de la santé regroupe le bœuf, le veau, le porc, l'agneau, le canard, le cheval et les abats.

Pensez aux « cinq fruits et légumes par jour ! »

Les fruits et légumes évoluent avec les saisons afin d'offrir à notre corps ce dont il a besoin tout au long de l'année. Arrêtez de les délaisser !

LES AMIS DE L'INTESTIN

Les végétaux sont riches en **vitamines**, **minéraux**, **oligoéléments** et **fibres prébiotiques**. Ils sont indispensables au bon équilibre du microbiote. Ajoutez-en à tous vos repas, et diminuez l'alimentation moderne, trop riche en sucre, protéines et graisse.

QUELLE QUANTITÉ ?

Cinq fruits et légumes par jour correspondent à **environ 450 g de végétaux** à répartir sur la journée. Consommez-les crus et cuits à chaque repas. Pour les personnes aux intestins trop fragiles pour supporter les légumes crus, buvez-les en jus, ils soulagent les douleurs et facilitent la digestion. N'en abusez pas toutefois car trop de fructose favorise les fermentations intestinales.

Massez-vous le ventre

Les massages sont un moment pour prendre soin de soi. Ciblés sur le ventre, ils ont la particularité d'améliorer la digestion et de réguler l'intestin.

L'AUTOMASSAGE

Facile et pas cher, l'automassage se pratique chez vous à tout moment de la journée. Il améliore le **transit** et facilite la **détente**.

- Placez l'index et le majeur de chaque main d'un côté du ventre et faites de légères pressions en remontant vers l'estomac. Faites-le 1 minute.
- Placez la paume d'une main en dessous du nombril. Massez tout autour de celui-ci en formant des petits cercles dans le sens des aiguilles d'une montre. Commencez par des pressions légères et accentuez en agrandissant les cercles. Faites 4 tours.

Pour que ce soit plus agréable, massez-vous avec un peu d'huile.

Restez zen et gérez votre stress

Qui n'a pas déjà senti ses intestins se nouer face à un événement stressant ? Le stress est dévastateur sur l'organisme, en particulier pour le ventre.

DIMINUEZ LES FACTEURS DE STRESS

- Évitez au maximum le café, l'alcool, le tabac et les excitants en général.
- Supprimez les sucreries et le sucre ajouté.
- Soignez votre sommeil ! N'oublions pas que durant la nuit le corps se répare et se régénère.
- Faites de l'exercice ! Aérez-vous la tête.

En complémentation, je préconise une cure de magnésium et d'oméga-3.

DÉTENDEZ-VOUS

Connaissez-vous la **relaxation guidée** ? Il s'agit d'écouter une petite voix qui nous guide vers le chemin du lâcher-prise et de la détente. Il existe de nombreuses applications en libre accès sur Internet, la plus célèbre étant sûrement « Petit BamBou ».

Pratiquez la respiration abdominale

Respirer est un acte que nous faisons tous naturellement, mais nous oublions d'utiliser le ventre. Réapprenez la respiration abdominale.

LES BIENFAITS

En n'utilisant pas le ventre pour respirer, l'apport en oxygène ne se fait qu'à moitié, ce qui entraîne des problèmes d'assimilation et d'élimination et un dérèglement de tout l'organisme. La respiration par le ventre permet de **recentrer l'esprit**, apporte une **détente à tout le corps** et **régule l'activité intestinale** en rééquilibrant les fonctions métaboliques.

LA RESPIRATION ABDOMINALE

Allongez-vous sur le dos, un coussin derrière la tête, les yeux fermés, et posez une main sur le ventre pour ressentir votre respiration. La bouche fermée, inspirez par le nez profondément pendant 5 secondes. Avec votre main, vous devez sentir votre ventre se gonfler – le thorax ne doit pas bouger. L'air pénètre dans les poumons, le diaphragme s'abaisse pour que la cage thoracique s'ouvre au maximum. Maintenez l'air quelques secondes, puis expirez lentement par la bouche. La sangle abdominale se contracte, le ventre se dégonfle jusqu'à la fin de l'expiration. Refermez la bouche et essayez de rester les poumons vides, sans air, quelques secondes.

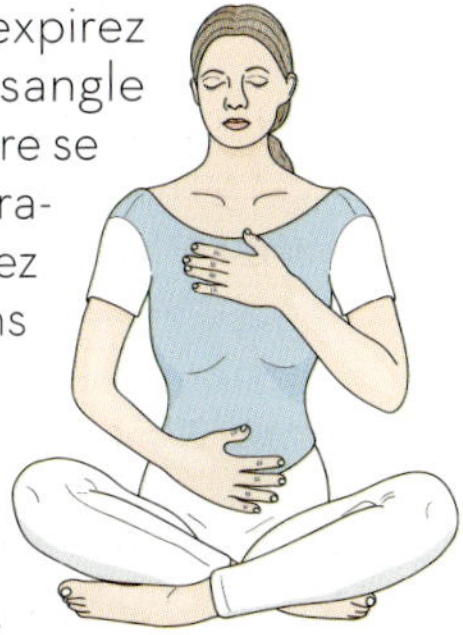

Recommencez la respiration complète. Faites-le 10 minutes par jour. Vous pouvez aussi pratiquer cet exercice assis en tailleur.

LA COHÉRENCE CARDIAQUE

Cet exercice de respiration présente l'avantage de **diminuer le stress** et d'**améliorer le lâcher-prise**. Il est très simple à faire, 5 minutes matin et soir. Faites 6 respirations par minute. Les inspirations et les expirations doivent être lentes et profondes ; chaque respiration complète dure 10 secondes.

RÈGLE 48

Gainez votre ventre

De beaux abdominaux et un ventre gainé ne sont pas qu'esthétiques, ils évitent surtout aux organes digestifs de trop peser sur les muscles du périnée.

LA PLANCHE

Allongez-vous en appui sur les avant-bras. Tendez les jambes et mettez-vous sur la pointe des pieds. Les chevilles doivent être alignées avec le bassin et les épaules, la tête dans le même alignement. Selon vos capacités, tenez la position de 15 à 30 secondes. Prenez 30 secondes de récupération, puis recommencez 2 autres fois. Avec la pratique, l'exercice vous semblera facile : passez alors le temps de contraction à 1 minute.

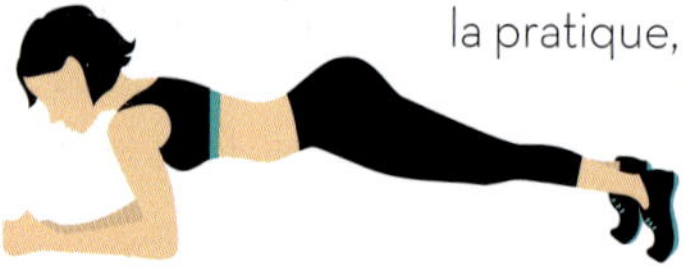

LE PONT

Allongez-vous sur le dos, bras détendus le long du corps, genoux fléchis. Poussez sur les jambes pour soulever le bassin et avoir genoux et poitrine dans le même alignement. Gardez les talons au sol. Tenez la position 15 à 30 secondes, en contractant les fessiers et les abdominaux, puis prenez 30 secondes de récupération. Recommencez 2 fois. Si vous préférez bouger, faites des suites de montées-descentes avec le bassin sans poser les fesses au sol. Commencez par 3 séries de 20 avec 1 minute de récupération entre chaque série et augmentez avec le temps.

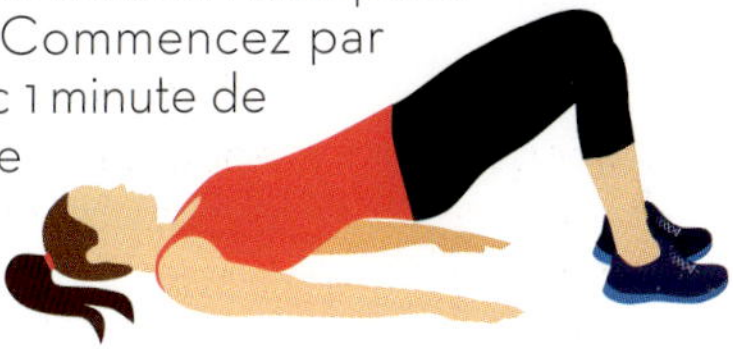

SUPERMAN

Allongez-vous sur le ventre, les bras fléchis avec les mains devant la tête, les jambes tendues, les muscles fessiers contractés. Poussez le bassin vers le sol, et soulevez légèrement le buste et les pieds en expirant doucement. Ne cherchez pas une amplitude trop importante. Maintenez la position de 15 à 30 secondes, puis prenez 30 secondes de récupération. Recommencez 2 fois.

Limitez la sédentarité

Pratiquer une activité physique régulièrement est bénéfique à la santé digestive et au microbiote intestinal. Cela diminue les risques de maladies.

COMMENT ÇA MARCHE ?

L'activité physique améliore la digestion. Lorsque vous bougez, les muscles de l'intestin se contractent, favorisant l'**assimilation des nutriments** et l'**élimination des selles**.

LA BONNE PRATIQUE

Pour la bonne santé de votre ventre, faites du sport 2 à 3 fois par semaine. Durant vos séances, travaillez le cœur et les muscles profonds. Ces derniers permettent le **gainage** et le **maintien des organes en place**. Pratiquez des activités comme le pilates et le yoga. Elles permettent de travailler la ceinture abdominale en profondeur. Faites aussi un peu de *running* pour l'endurance.

Surveillez votre poids

De nombreuses études permettent de mieux comprendre le rôle décisif de notre microbiote intestinal dans la gestion de notre poids.

ENCORE LA FAUTE AU MICROBIOTE

La prise de poids dépend de nos apports caloriques et de nos dépenses énergétiques. Une mauvaise régulation des bactéries de notre microbiote intestinal peut également influencer le métabolisme et favoriser le stockage de kilos. Pour rééquilibrer votre flore et retrouver la ligne, revoyez votre hygiène de vie : **alimentation, stress, activité**.

CHOUCHOUTEZ VOTRE INTESTIN

Ajoutez à vos menus des **aliments riches en prébiotiques**, ils vont nourrir la flore et favoriser son développement. Vous en trouverez dans la banane, l'artichaut, l'ail, le poireau, l'oignon, le salsifis, l'asperge...

L'auteur

Hélène Comlan est naturopathe éducatrice de santé à Paris. Outre ses consultations en cabinet ou à domicile, elle anime des ateliers ou des conférences en entreprise et en centre en remise en forme, ainsi que des cours de cuisine saine.

https://www.lanaturopathieselonhelene.fr/

Retrouvez aussi Hélène
sur son compte Facebook :
https://www.facebook.com/
lanaturopathieselonhelene/

ou sur Instagram :
@naturopathelene

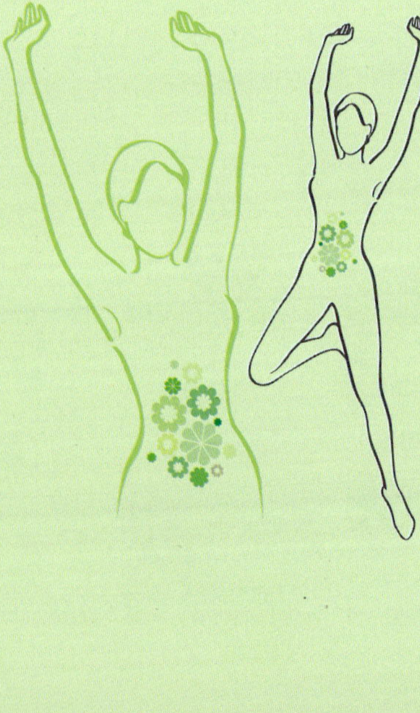